Salome Müller

# Love, Pa.

Echtzeit Verlag

«Love, Pa.» So hast du deine Nachrichten an mich beendet. So beginne ich meine Briefe an dich, im achten Jahr nach deinem Tod.

# Brief eins

Als junger Mann, erzählt Mama, hast du die Decke weit über den Kopf gezogen, wenn dein Vater wieder anrief und dich aufforderte, arbeiten zu kommen. Er besass eine Garage in Reichenburg, Kanton Schwyz, in deinen Semesterferien hast du oft Transportfahrten zu den Baustellen irgendwo in der Schweiz übernommen.
Du tatest es nicht gern, aber nein sagen konntest du auch nicht. Lieber liegen, lieber waagrecht bleiben, hast du wohl gedacht, um nicht senkrecht in den Tag hineinragen zu müssen. Du hast nicht geantwortet.

Brief zwei

Du, meine drei Väter: der lebende, der kranke, der tote. Immer drängt sich der kranke in meine Träume, immer macht mir der tote die Türe auf, wo ich auch hingehe, und der lebende schrumpft, schrumpft, schrumpft. Entfernt sich von mir wie meine Kindheit, ist nicht mehr mit mir verbunden. Ausser durch ein Seufzen vielleicht.

Brief drei

Ein Bild, das von dir bleibt: Du, tänzelnd zwischen Wohnzimmer und Küche, zwischen dem Fenster, durch das du nach Mama Ausschau hältst, und dem Kochherd, wo du das Mittagessen zubereitest.

## Brief vier

Heute stürmt es wie seit Tagen schon, es zerwühlt mein Herz und zerzaust meine Gedanken. Wo war ich gerade, und wo bist du schon wieder?

Brief fünf

Meinen Text über dich, über uns, den Text «Mein Vater und ich» schrieb ich im Flugzeug nach Amerika in San Francisco, in New York. Du warst nie dort, du wolltest nie hin, und so habe ich dich mitgetragen als einen Beutel voller Worte, von denen ich eines nach dem anderen herausgenommen habe.

Brief sechs

Dauernd stirbst du.

## Brief sieben

Du hast Mama die Türe aufgehalten,
die schwere, grosse, wenn du ins Schulhaus
tratest und sie dir folgte. Sie sagte danke,
mehr habt ihr nicht miteinander gesprochen,
aber gelächelt habt ihr und euch verliebt,
dort auf der Schwelle.

Brief acht

Was ich von dir geerbt habe, das frage ich mich oft. Nicht, weil ich es nicht weiss. Weil ich von der Antwort nicht genug bekommen kann.

Brief neun

Morgens bist du mit mir aufgestanden und hast mein Haar gebürstet, einmal, zweimal, dreimal, bis ich zufrieden war, und einen Pferdeschwanz gebunden, einmal, zweimal, dreimal, bis ich zufrieden war – die Haaroberfläche glatt genug und der Pferdeschwanz genau in der Mitte des Hinterkopfs.

Brief zehn

Einer eurer Lehrer störte sich daran, dass
Mama und du ein Paar wart, er fand, mit deinen
langen Haaren und deinem arroganten Blick
seist du kein guter Umgang für sie. Manchmal
schlich er euch im Schulgebäude nach
und eilte davon, sobald ihr ihn bemerkt habt.

Brief elf

Als du gestorben bist, fühlte ich mich wie ein Kind, das unter den Küchentisch kriecht und erst wieder hervorkommen will, wenn alles vorüber ist.

Brief zwölf

Sag, hattest du eigentlich Angst vor dem Fliegen?

Brief dreizehn

Eitel warst du um die Ecke; entfernt, verzögert.

## Brief vierzehn

Wenn wir miteinander telefonierten, was wir oft taten, weil ich dir etwas von der Uni erzählen wollte oder eine Frage zum Essen hatte, das ich in der WG kochen würde, habe ich geredet und geredet, und du warst stumm. Irgendwann fragte ich: «Bist du überhaupt noch da?» Du hast geantwortet: «Ich sage nichts, weil ich dir zuhöre.»

Weh tue dir die Vorstellung, dass deine Kinder einen Menschen verlieren, den sie lieben, hast du dir während deiner Krankheit einmal notiert.

Brief sechzehn

Manchmal hatte ich das Gefühl, dass Leute mich nicht ernst nahmen und mich reduzierten auf mein Äusseres, auf mein Geschlecht. Dann sagtest du zu mir, ich solle mich wehren, ich solle ihnen klarmachen, dass ich meinen Kopf nicht nur zum Schminken benütze, sondern auch zum Denken.

Brief siebzehn

Du hast nicht gesehen: meine erste Wohnung in Zürich, meine zweite Wohnung, meine Texte, meine Liebe.

## Brief achtzehn

Wenn wir miteinander reden könnten, würde ich dich fragen: Warum sagen alle, man solle sich nicht schuldig fühlen, wenn man etwas abbricht? Schuld ist doch das Bewusstsein dafür, dass man auch anders gekonnt hätte, dafür, dass man es anders gewollt hätte.

Brief neunzehn

Wir brechen auf wie früher, auf einen Spaziergang, mit dem Auto, mit dem Zug irgendwohin. Aber zurück komme ich jetzt allein.

Brief zwanzig

Ich könne mich kleiden, wie ich wolle, sagtest du, wenn ich mir unsicher war, ob ich mich nicht doch noch umziehen sollte für einen wichtigen Anlass. Als junge Frau dürfe ich alles, sagtest du.

Brief einundzwanzig

Du wolltest vom Militär weg, also bist du zum Arzt gegangen. Den Brief vom Psychiater hast du mit Mama im Dampf des Kochtopfs geöffnet, damit niemand merkt, dass du den Inhalt schon kennst. Darin hiess es, dass du ein Vaterproblem hast, dass du dich nicht unterordnen kannst. Wahrscheinlich stimmte das, sagte Mama.

Manchmal, wenn ich einen Gedanken habe, den du auch hättest haben können, ist es, als würde sich deine Silhouette über meine legen.

Brief dreiundzwanzig

Gegen Ende hast du viel Gewicht verloren. Die Pflegerinnen brachten dir eine weichere Matratze, aber es half nichts. Du lagst wie auf einem Brett.

## Brief vierundzwanzig

Du warst Korrektor beim «Tages-Anzeiger» und wolltest Vaterschaftsurlaub, als ich zur Welt kam. Man sagte dir, das sei nicht möglich, aber du sollest doch kündigen und dann wiederkommen. Du hast gekündigt und kamst nicht wieder. Dreissig Jahre später arbeite ich dort, und bald stimmen wir über die Initiative zum Vaterschaftsurlaub ab.

Brief fünfundzwanzig

Dein Rat gegen Schlaflosigkeit: das eine Bein unter, das andere über die Decke legen. Irgendwann wechseln.

Brief sechsundzwanzig

Aus dem Fenster schauen, im Buch lesen,
zuhören. Kaffee kochen, nach der Wähe
im Backofen sehen – um dich war eine Ruhe,
so gross wie du selbst.

Brief siebenundzwanzig

Mit Freunden habt Mama und du euch nachts in den Garten einer Villa gestohlen, ihr seid über die Mauer gestiegen und ins Gras gelegen. Einmal hast du dich aus dem Fenster eines fahrenden Autos erbrochen. Ihr seid lange in den Beizen gesessen, habt viel geraucht. Ich sammle diese Geschichten als Beweis dafür, dass du gelebt hast.

Was hättest du heute gekocht? Und was wäre es morgen?

Brief neunundzwanzig

Immer wieder Anfälle von unbestimmtem Heimweh.

Brief dreissig

Als dein Vater starb, war es das erste Mal, dass ich in dir auch einen Sohn sah. Einen, der eine ganz andere Beziehung zu seinem Vater hatte, eine entfernte, lose – etwas, zu dem sich nichts hinzufügen liess. Ich rief dich an, wollte wissen, wie es dir gehe, und das Einzige, was du sagen konntest, war ein Satz über deine Mutter: dass sie jetzt, nach über 50 Jahren Ehe, in einem ständigen Verlust aufwache, jeden Morgen aufs Neue.

Wir waren in Paris, du hast in einem Café einen Tee bestellt und Zucker in deine Tasse geschüttet. Ich fragte, ob der Tee schmecke, du hast genickt. Welche Sorte es denn sei, wollte ich wissen, die Flüssigkeit in deiner Tasse sah seltsam farblos aus. Du konntest es nicht sagen, und als wir in den Teekrug schauten, bemerkten wir, dass da gar kein Beutel drin war – die Bedienung hatte ihn vergessen. Alle am Tisch lachten, du auch. Aber nachbestellen oder auf das Versäumnis hinweisen wolltest du nicht. Es war dir nicht wichtig, du selbst warst dir nicht wichtig; nicht in jenem Moment und auch sonst nicht – manchmal bis zum Selbstvergessen.

Seit du nicht mehr lebst, sind andere Väter von anderen Töchtern gestorben. Abgetreten ins Reich der verlorenen Väter.

Brief dreiunddreissig

Ob ich zu sehr an dir hänge? Es ist das Gewicht deines Todes, das mich zieht.

## Brief vierunddreissig

Du wolltest als junger Mann nie ein eigenes Haus besitzen, nie einen Garten und auch kein Auto. Bis du dir ein Auto gekauft hast und ein Haus mit einem Garten, dessen Rasen du im Sommer gemäht hast.

Brief fünfunddreissig

Merkwürdig, dass man sagt, jemand lebe in den Erinnerungen weiter. Erinnerungen kreisen, bis sie erschlaffen, da wächst und lebt nichts.

Brief sechsunddreissig

Du wusstest über meine Prüfungen und Abgabetermine von Arbeiten Bescheid, die Daten hattest du dir in deinem iPhone notiert. Sean nannte dich unseren Sekretär.

Brief siebenunddreissig

Gelitten hast du immer stumm, in dich hinein.

Brief achtunddreissig

Wenn du die Tour de France oder den Giro d'Italia im Fernsehen geschaut hast, lag ich manchmal daneben auf dem Sofa und schlief ein zum gleichbleibenden Geräusch, das sich aus dem Gemurmel der Kommentatoren, dem Johlen der Zuschauer am Strassenrand und dem Lärm der vorausfahrenden Motorräder ergab. Was sich an einem solchen Tag noch ereignete, war ein Etappensieg.

Brief neununddreissig

Wenn wir miteinander reden könnten, würde ich dich fragen: Was denkst du, bleibt man so lange ein Paar, bis man sich gegenseitig alle Verbindlichkeiten abgerungen hat?

Brief vierzig

Letzthin kam der Schmerz, der alte Freund, wieder zurück und setzte sich zu mir an den Tisch.

Brief einundvierzig

Einmal waren wir in der Toscana in den Ferien, ich hatte mit deiner Kamera viele Bilder gemacht. Als du sie dir anschauen wolltest, hast du sie aus Versehen gelöscht – alle. Du hast dich entschuldigt, aber ich konnte nicht glauben, dass die Fotos verschwunden waren. Und dann warst du es auch.

Brief zweiundvierzig

Dein Lieblingsbaum war die Trauerweide.
Oder ist es meiner?

Brief dreiundvierzig

Einer meiner Freunde war ganz erstaunt,
dass es Hausmänner wie dich gegeben hat.
Er habe seinen Vater immer nur von hinten
gesehen, immer nur in dem Moment,
als er zur Tür hinausging, weg zur Arbeit.

Brief vierundvierzig

Und dann merke ich, wie ich kippe, und alles steht schief.

## Brief fünfundvierzig

Jahre später schrieb ich in der Hochschule beim Hauptbahnhof meine Masterarbeit. Wenn die Schiebetüre im Gebäude aufging, roch es wie damals im Krankenhaus. Und mein Körper streckte sich wieder, als wollte er sich gegen das Unheil rüsten, das am Ende des Gangs wartet.

Brief sechsundvierzig

Du hast eigentlich nur Liebesbriefe geschrieben: Auch aus deinen politischen Leserbriefen, deinen richtenden, sprach Zärtlichkeit – einfach für das andere, Abwesende.

Brief siebenundvierzig

Als ihr euch darüber unterhalten hattet, wer daheim bei uns Kindern bleibt, sagtest du Mama, sie solle weiter arbeiten – weil sie das doch viel lieber tue und erst noch mehr verdiene als du.

Brief achtundvierzig

Zurückdenken an das schmerzlich Vergangene ist wie einen Körper abtasten auf seine Versehrtheit – wo ist etwas nicht gut, wo tut etwas weh, wo stiess man sich, wo fing es an.

Brief neunundvierzig

Ich verherrliche dich. Es ist der einzige Grössenwahn, den mir niemand austreiben darf.

Brief fünfzig

Trauer erweitere den Raum des Lebens, sagtest du einmal.

Brief einundfünfzig

Am Informationsabend zum Übertritt ans Gymnasium sass ich mit dir und Mama in der Aula. Als der Rektor vorne auf der Bühne fragte, ob alle Dialekt verstünden oder ob jemand froh wäre, er würde Hochdeutsch sprechen, hast du deine Hand aufgestreckt. Die meisten im Raum wussten, dass du Schweizer warst und Dialekt sprachst, und Mama war es unangenehm. Aber du fandest: Hochdeutsch sei den Anwesenden zuzumuten, wenn sie schon ihre Kinder an eine höhere Schule schickten.

Jedes Geräusch war Hohn: Stühlerücken, Geschirrklirren, Zeitungsrascheln. Die Dinge kümmerte dein Tod nicht.

Den Dialog von Gerhard Polt musstest du mir immer wieder vorsprechen:
«Nikolausi!»
«Nein, das ist Osterhasi.»
«Nikolausi!»
«Nein, das ist Osterhasi.»
«Nikolausi!»
«Nein, Osterhasi! Osterhasi! Osterhasi, verstanden?!»
Der Sound meiner Kindheit.

Brief vierundfünfzig

Wenn ich Väter mit kleinen Kindern sehe, zieht etwas in mir. Aber dann denke ich: Du warst ja da.

Brief fünfundfünfzig

Das Schweigen war in deiner Familie immer dabei. Manchmal sassen du und dein Bruder am Tisch, keiner sprach. Und wenn, dann so leise, dass der andere sicher nichts verstand, aber trotzdem nickte.

Brief sechsundfünfzig

Wenn wir miteinander reden könnten, würdest du wie ich den Kopf schütteln über all die Männer, die sich jetzt hilflos geben und nicht mehr wissen, wie sie sich Frauen gegenüber verhalten sollen. Wussten sie es denn vorher? Das ist das eigentlich Verstörende: dass sie sich dies bis anhin nie gefragt haben.

Am Anfang fühlte ich einen warmen Punkt an der rechten Schulter, wenn ich an dich dachte. Ich legte es mir als Zeichen zurecht: dass du mir über die Schulter schaust, während ich weitergehe.

Brief achtundfünfzig

Mama ist nachts heimlich aus ihrem Schlafzimmerfenster gestiegen, du holtest sie ab, sie blieb bis morgens um fünf bei dir, du brachtest sie zurück und sie schlich wieder in ihr Bett.

Brief neunundfünfzig

Als die Diagnose kam, fiel dir nichts ein, ausser uns zu trösten.

Brief sechzig

Kennst du dieses Gefühl, wenn sich etwas Schönes über das Traurige schiebt? Als würde man durch milchiges Glas schauen.

Brief einundsechzig

Deine Geduld habe ich aufgebraucht, als du mir das Autofahren beibringen wolltest. Du hast meine Unsicherheit nicht verstanden und ich deine Unwirschheit nicht, weil sie mich überforderte. Du hast übermässig geschwitzt, ich stellte den Motor ab und lief wütend heim. Danach ging ich zu einem Fahrlehrer.

Brief zweiundsechzig

Es ist wahr, ich messe andere an dir. Nein, es ist doch nicht wahr. Ich messe nur mich an dir.

Brief dreiundsechzig

Am Gymnasium musstet ihr einen Aufsatz über euer Vorbild verfassen. Du hast geschrieben, dass du kein Vorbild habest, dass du dein eigenes seist. Das gab ein Ungenügend.

Den Himmel wirst du nie mehr sehen, dachte ich, als ich im Krankenhaus dein Zimmerfenster kippte.

Brief fünfundsechzig

Dein ganzes Leben seist du auf der Suche gewesen, erzählt Mama. Erst als du Vater wurdest, kamst du zur Ruhe. Weil du etwas in uns wiedergefunden hast – dich?

Brief sechsundsechzig

# Brief siebenundsechzig

Im Grunde genommen glaube ich immer noch nicht, dass dir so etwas wie der Tod widerfahren konnte.

Brief achtundsechzig

Wenn wir zusammen im Korrektorat arbeiteten, hattest du einen Apfel dabei, ein Brötchen, etwas zu trinken. All dies hast du in der ersten Viertelstunde gegessen, die wir im Büro waren, das Getränk in einem Zug geleert. Immer.

Brief neunundsechzig

Ich hatte ein schönes Leben, sagtest du, als der Krebs wieder da war.

Brief siebzig

Trauer ist ein Besitz geworden, den ich unbedingt verteidigen musste.

Brief einundsiebzig

Jemand, der dich kannte, sprach mir sein Beileid aus und schob den Satz nach, er habe vor kurzem auch seinen Hund verloren. Mit dir hätte ich darüber lachen können.

Brief zweiundsiebzig

Früher hattest du mich oft aufgemuntert mit den Worten: «Komm, so schlimm ist das nicht.» Das war in einem anderen Leben.

Wenn jemand so jäh verschwindet wie ein Ballon, der platzt, bleibt man in Fetzen zurück.

Brief vierundsiebzig

Das Fussgängerschild, auf dem ein Mann mit Mädchen auf blauem Grund abgebildet ist – es zeigt uns.

Brief fünfundsiebzig

Wenn du abends spät von der Arbeit heimgekommen bist, im Keller ein Bier geholt und dir einen Tomaten-Mozzarella-Salat gemacht hast, sass ich manchmal noch am Küchentisch und lernte. Dann hast du deine Hand auf meine Schulter gelegt und gesagt, ich solle doch ins Bett. Wahrscheinlich habe ich etwas gemurmelt, meistens bin ich noch geblieben, und du hast das Altpapier runtergebracht. Es hat sich nichts weiter ereignet, nur diese bestimmte Nähe – zwei Nachttiere, die sich kreuzen.

Es vergeht nichts, nur die Jahre werden mehr.

Brief siebenundsiebzig

Dass sich mein Blick jetzt wieder etwas öffne – das hast du mir gesagt, als ich mich trennte und damit haderte.

Brief achtundsiebzig

In Zürich deutete Mama einmal hoch zur Uni und sagte: «Dort hat Papa studiert.» Und ich, ein kleines Kind, fragte: «Hat er es herausgefunden?»

Brief neunundsiebzig

Ich sagte, ciao, Papa, aber du hast schon nicht mehr geatmet.

Brief achtzig

Ich habe dich in einem Gedicht von Nietzsche gefunden:

Verhasst ist mir das Folgen und das Führen.
Gehorchen? Nein! Und aber nein – Regieren!
Wer sich nicht schrecklich ist, macht niemand Schrecken:
Und nur wer Schrecken macht, kann andre führen.
Verhasst ist mir's schon, selber mich zu führen!
Ich liebe es, gleich Wald- und Meerestieren,
Mich für ein gutes Weilchen zu verlieren,
In holder Irrnis grüblerisch zu hocken,
Von ferne her mich endlich heimzulocken,
Mich selber zu mir selber – zu verführen.

Brief einundachtzig

Meine Briefe an dich. Ein Flüstern.

## Brief zweiundachtzig

Dann wieder diese Löcher, vor denen ich stehen bleibe, weil ich sie auch nicht umgehen will.

Brief dreiundachtzig

Zu Weihnachten wünschte ich mir Bücher zum Thema Liebe, du hast mir neun geschenkt. Dazu hast du in einem Brief geschrieben, dass Liebe immer ein Ziel habe und das Risiko, am Ziel nicht anzukommen. Und du schriebest, meinen Weihnachtswunsch als Auftrag zu verstehen: dass du beginnen müssest, deine väterliche Liebe von ihrer Selbstverständlichkeit zu trennen.

Brief vierundachtzig

Die Uni hast du nie abgeschlossen. Es hatte dir noch eine Prüfung in Latein gefehlt, zu der du deinen jüngeren Bruder schicken wolltest. An jenem Morgen hatte er verschlafen.

Brief fünfundachtzig

Es war dieses Widerständige an dir, das mir Mut machte.

## Brief sechsundachtzig

Wenn dich etwas quälte – was war es?

Brief siebenundachtzig

Dass man mir damals deinen Tod nicht ansah, verwunderte mich. Wie konnte etwas so Klaffendes verborgen bleiben?

Brief achtundachtzig

Du fandest, dass man als Kind seine Eltern erziehen müsse und nicht umgekehrt, erzählte dein Bruder.

Brief neunundachtzig

Am Ende jedes Satzes, den ich dachte, war kein Punkt, sondern dein Tod.

Brief neunzig

Roland Barthes schrieb:
«Man vergisst nicht, sondern etwas Unbetontes setzt sich in uns fest.»

Brief einundneunzig

Du hast die Räume besetzt, in denen wir weiterlebten. Als ich zwei Jahre später in die Stadt zog, warst du schon dort – aber kleiner.

Brief zweiundneunzig

Ein Gleichgewicht finden zwischen Zuwenden und Abwenden. Es war lange ein Spiel, das ich nicht gewinnen konnte.

Brief dreiundneunzig

Irgendwann erhob ich mich, weil die Sehnsucht zu heilen mich trieb.

Brief vierundneunzig

Als ich über dich in der Zeitung schrieb, bekam ich Briefe von Vätern. Sie schrieben, dass sie sich wünschten, ihre Kinder mögen einmal ähnlich von ihnen denken. Diese Sehnsucht nach Bedeutung – sie war dir fremd.

Brief fünfundneunzig

Vielleicht machte mich das Verlorene sanftmütiger. Sicher radikaler.

Wer zurückbleibt, weiss. Was kann noch kommen? Nur die Wiederholung dessen, was man schon kennt.

Brief siebenundneunzig

Immer öfter der Gedanke: Wenn ich deinen Tod überlebt habe, dann schaffe ich auch das.

Brief achtundneunzig

Die Hälfte deines Lebens habe ich jetzt bereits überschritten.

Brief neunundneunzig

Dass man mit dem eigenen Schmerz geduldiger wird, hilft – sich im Elend zu verhaken, aber auch wieder herauszufinden.

Brief hundert

Es ist jetzt normal, dass du nicht mehr antwortest.

Brief hunderteins

Du hast viel gefragt und nachgedacht, aber warum gerade du krank wurdest, das hast du dich nie gefragt. Da ist ja niemand, der Krankheiten auf die Menschen verteilt und ihre Todesurteile spricht.

Brief hundertzwei

Ich hätte es anderen gegönnt, dich kennenzulernen.

Es haben sich Schweissperlen auf deiner Oberlippe gebildet, wenn du gestresst warst oder wütend oder auch nur zu schnell gegessen hattest. Gemerkt hast du es meistens erst dann, wenn der Ärger schon wieder abflachte. Dann hast du dir mit dem Handrücken über den Mund gewischt, es sah aus wie eine Geste grosser Erleichterung.

Du warst sehr lustig. Aber das beschreiben wollen?

## Brief hundertfünf

Trauer haftet. Dann blättert sie ab wie verwitterte Farbe.

Brief hundertsechs

Ein altes Handy habe ich aufbewahrt, weil darauf Nachrichten von dir gespeichert sind. Ich habe sie noch nicht wiedergelesen, es reicht, dass ich könnte – dass etwas von dir da ist, das noch nicht ausgeschöpft ist.

In den letzten Tagen im Krankenhaus hattest du nicht mehr die Kraft, dich zur Zimmertüre zu drehen, wenn ich eintrat. Du lagst mit dem Rücken zu mir und hobst nur noch deinen schmal gewordenen Arm zum Gruss.

Brief hundertacht

Ich wiederholte deine Sätze wie andere Bibelsprüche.

Welches Handy du jetzt wohl hättest?
Du wolltest immer das Neuste, auch wenn du diese kleine Gier nie zugegeben hast.

Brief hundertzehn

Manchmal war das Loch, das von dir blieb,
auch ein Versteck. Mein Nest.

Brief hundertelf

Ein Gedanke, der oft hilft: Als deine Tochter kann ich nicht versagen, nicht völlig.

Brief hundertzwölf

Sean hat sich wie du für Fussball begeistert. Mir aber hast du Zeitungsartikel über Bücher zur Seite gelegt. Darüber haben wir nicht gross geredet, uns nur gesagt, wie schön wir das Gelesene fanden.

Brief hundertdreizehn

Ich sehe mich hingerissen – wortwörtlich.

Brief hundertvierzehn

Einmal hattest du Angst um mich. Sonst war es Mama, die ängstlich war, nicht du. Als ich allein snowboarden gehen wollte, mit dem Auto auf verschneiten Strassen, warst du so besorgt, dass du kein Wort mehr gesagt hast. Du warst da schon krank, und vielleicht hat dich das Leben an sich geängstigt und wie fragil es ist.

Peter Bichsel sagte in einem Interview: «Ich schreibe, weil ich es nicht kann.» Ich schreibe dir, weil ich nichts anderes kann.

Brief hundertsechzehn

Du hast damit kokettiert, dass du nicht älter als 36 werden wollest, erzählte Mama. Damals war der Tod für dich eine Sache, mit der man flirtet.

Brief hundertsiebzehn

Ich wusste nicht, wie ich weitergehen soll ohne dich. «Du wirst mich überall finden», hast du geantwortet, «in einem Bild, in einem Buch, in einem Satz.»

Brief hundertachtzehn

Während deines Studiums hast du ein Jahr in England verbracht. Das nasse, kalte Grau kroch in dich hinein.

Ich fragte mich, wie du in dieses Bergdorf gepasst hast, in dem du und Mama euch niedergelassen habt. Jetzt weiss ich: Du hast diese Enge gebraucht, um dich dagegenstemmen zu können.

Brief hundertzwanzig

In meiner Sprache suche ich dich auf, dort finde ich deine Spuren.

Brief hunderteinundzwanzig

Du hast die Infusion deine Nabelschnur und dich selbst eine Mogelpackung genannt, weil man dir lange nicht ansah, wie krank du warst – noch braun gebrannt von den Sportferien.

Brief hundertzweiundzwanzig

Manchmal kam ich in dein Zimmer, um dich anzusehen. Bevor du am nächsten Morgen nicht mehr da sein würdest.

Brief hundertdreiundzwanzig

Einmal malte ich als Kind auf dem Wohnzimmerboden und lag zwischen Farbstiften und Papierbögen auf dem Bauch, da fragte ich dich nach deiner Lieblingsfarbe. Du hast kurz überlegt und geantwortet: Lila.

Brief hundertvierundzwanzig

Geheiratet habt ihr erst Jahre nach Seans Geburt, und Mama hat ihren Namen behalten. Dass ihr es nicht so gemacht habt wie die anderen, war für euch wie ein heimlicher Sieg.

Brief hundertfünfundzwanzig

Wohl wenige Väter sind so da, wie du es warst. Und du warst es gerade mal 23 Jahre meines Lebens.

Brief hundertsechsundzwanzig

Eine Woche bevor du starbst, wurde ich krank. Ich lag in meinem Bett, einen Stock über dir. Ich träumte wirr, konnte nicht aufstehen. Ich wusste, dass du nicht mehr lange leben würdest. Und zwischen uns waren nicht nur die Treppenstufen, die ich davor so viele Male schon beschritten hatte. Zwischen uns schwebte die Kraft, die langsam wieder zu mir kam und dich verliess.

Brief hundertsiebenundzwanzig

Gell, es ist so, dass diese Traurigkeit nie ganz abfliesst? Ein bisschen Schaum bleibt.

Brief hundertachtundzwanzig

Katja Früh

# Bin ich jemand?

Kolumnen, Dialoge und Geschichten

Katja Früh ist jemand, der etwas zu erzählen weiss. Aus ihrem bewegten Leben als Schülerin auf dem Jolimont, als Verbündete ihres Vaters, des grossen Filmemachers Kurt Früh, als junge Frau in der Zürcher Bohème, als scheue Schauspielerin und gefragte Regisseurin, als Ehefrau, Mutter, Grossmutter. Katja Früh greift tief, auch wenn sie von vermeintlich Seichtem spricht, und ringt jeder Wehmut eine Pointe ab.

*Früh schreibt mit pointierter Feder und präzisem Blick.*
SCHWEIZER ILLUSTRIERTE.

*Diese Texte sind nicht für den Tag geschrieben, sie enthalten allgemeine Erkenntnisse und Weisheiten, die nicht veralten.*
ROGER SCHAWINSKI.

François Chalet

# Caspar

Ein Tagebuch in Bildern

Seit der Geburt seines Sohnes hat François Chalet jeden einzelnen Tag in einem Bild festgehalten. So sind bisher über tausend Bilder entstanden, in Echtzeit und ganz ohne Worte, für sich selbst sprechend. Sie zeigen Szenen aus den ersten Jahren als Familie, den Alltag wie die Abenteuer und ein ganzes Spektrum an Gefühlen. Für Eltern, Kinder und alle, die es noch einmal sein wollen.

*Ein zauberhaftes Buch.* WIR ELTERN.

*Trés charmant!* NIDO MAGAZIN.

*Jede Menge Aha-Erlebnisse zum Schmunzeln.* PAGE.

Michèle Roten

# Wie Mutter sein

Ein Baby! Ja hurra aber auch

Ein Buch für Frauen, die sich überlegen, Mutter zu werden, und die Wahrheit wissen wollen. Und für Mütter, die es schwarz auf weiss brauchen, dass sie nicht allein sind mit dem Gefühl, es könnte auch lustiger sein. Und für Väter, die sich dafür interessieren, warum ihre Frau keine Lust mehr hat auf Sex. Und für alle, die ahnen, dass es in dem Bereich gesellschaftlich noch einiges zu tun gibt.

*Witzig formuliert, klug und kritisch.* NZZ AM SONNTAG.

*Mit Kopf und Herz.* FREUNDIN.

*Liest sich wie ein langes Gespräch mit einer gescheiten Freundin.* WOZ.

*Zitierte Texte:*

Roland Barthes: *Tagebuch der Trauer.* HANSER, 2010.

Peter Bichsel: *Schreiben, lesen, leben.*
In: DAS MAGAZIN, 20. Januar 2018.

Salome Müller: *Mein Vater und ich.*
In: TAGES-ANZEIGER, 12. Juli 2017.

Friedrich Nietzsche: *Der Einsame.*
In: *Gedichte.* RECLAM, Stuttgart 2010.

Gerhard Polt: *Nikolausi.*
Auf: *Abfent, Abfent.* KEIN & ABER Records. Zürich 2001.

*Salome Müller,* geboren 1987 in Glarus, hat in Fribourg und Zürich Deutsche Literatur studiert. Sie arbeitet als Journalistin beim TAGES-ANZEIGER und lebt in Zürich.

Für M und S.

2. Auflage, 18. Dezember 2018


ISBN 978-3-906807-09-6

Autorin: Salome Müller
Gestaltung: Müller+Hess, Basel
Korrektorat: Birgit Althaler
Druck: CPI – Ebner & Spiegel, Ulm

www.echtzeit.ch